AF317959

Adénomes
kystiques sudoripares

R. MESLAY
ANCIEN INTERNE DES HOPITAUX DE PARIS
CHEF DE LABORATOIRE A L'HOPITAL SAINT-JOSEPH

ET

A. COLIN
ANCIEN INTERNE DE L'HOPITAL SAINT-JOSEPH

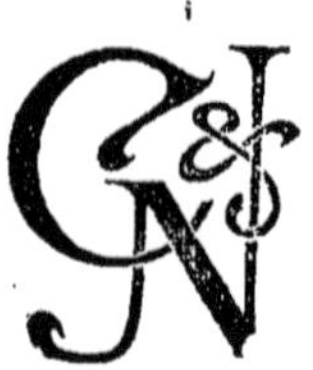

PARIS

GEORGES CARRÉ ET C. NAUD, ÉDITEURS
3, RUE RACINE, 3

1900

Adénomes kystiques sudoripares

—

R. MESLAY

ANCIEN INTERNE DES HOPITAUX DE PARIS
CHEF DE LABORATOIRE A L'HOPITAL SAINT-JOSEPH

ET

A. COLIN

ANCIEN INTERNE DE L'HOPITAL SAINT-JOSEPH

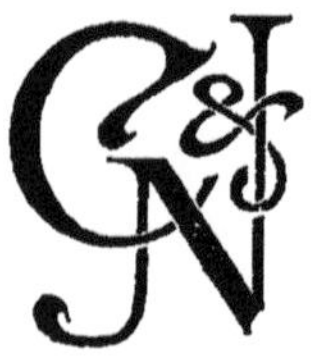

PARIS

GEORGES CARRÉ ET C. NAUD, ÉDITEURS

3, RUE RACINE, 3

—

1900

ADÉNOMES KYSTIQUES SUDORIPARES

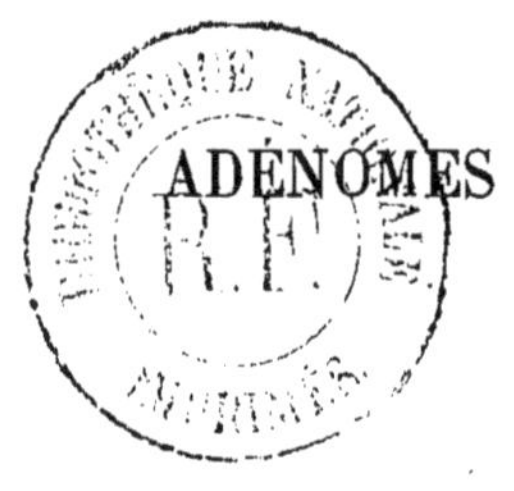

Les tumeurs d'origine sudoripare sont très variées,
tant au point de vue anatomo-pathologique qu'au point
de vue clinique.

Elles se présentent ordinairement sous deux formes,
forme adéno-épithéliomateuse et forme kystique.

La forme adéno-épithéliomateuse renferme tous les
états intermédiaires entre la glande normale et l'épithélioma type, en passant par ce qu'on est convenu d'ap-
peler adénome.

L'épithélioma proprement dit d'origine sudoripare
est généralement un épithélioma tubulé, mais il peut
être aussi un épithélioma lobulé avec ou sans globes
épidermiques ; et même il peut évoluer jusqu'au stade
carcinome (1).

Les adénomes kystiques qui forment le sujet de ce

____

(1) DARIER, *Archives de Médecine expérimentale et d'Anatomie pathologique*, 1er mars 1899.

mémoire peuvent se présenter sous deux formes principales au point de vue clinique : tantôt ce sont de petites tumeurs abondantes, disséminées sur certaines régions du corps et en particulier sur la face, le cou et la poitrine, du volume d'une tête d'épingle à un pois ; tantôt c'est une tumeur unique, globuleuse, fluctuante, pouvant acquérir le volume d'une noix. Nous avons donc la forme disséminée et la forme circonscrite.

Ces affections ne présentent pas de symptômes bien nets, bien caractéristiques ; aussi, pour les étudier, est-il préférable d'avoir recours aux observations qui ont été publiées à ce sujet.

Forme disséminée. — Verneuil, le premier, parle des kystes multiples et fort petits formés par les glandes sudoripares : « ce sont de petites élevures, molles, fluctuantes, sans changement de coloration de la peau qui est amincie à leur niveau. » Leur mode de formation est plus difficile à comprendre que dans les acini des glandes en grappe et que surtout dans les follicules clos. Néanmoins il est probable qu'à un moment donné l'épithélium grandulaire, pour une cause inappréciable, se multiplie et prolifère ; la masse qu'il constitue détermine une sorte de bouchon qui rend imperméable la lumière du conduit sudoripare, et comme la glande sécrète toujours du liquide, ce liquide ne peut que distendre la paroi glandulaire ; mais, en vertu de la loi des compensations, la paroi glandulaire s'hypertrophie pour résister à cette distension et d'amorphe qu'elle était à l'état normal, elle devient fibroïde et subit un épaississement notable.

Deux particularités anatomiques paraissent favoriser le travail pathologique : d'abord l'enroulement, les flexuosités des tubes sudoripares, et puis l'hypertrophie du tissu cellulaire, ordinairement très lâche, qui réunit entre elles les circonvolutions glandulaires.

En 1874, Allan Jamieson présente l'observation d'un homme de 45 ans ayant sur la surface du corps des kystes multiples de la peau : ce sont de petites tumeurs indolentes, dures, rénitentes ou un peu fluctuantes, sans point noirâtre indiquant un orifice glandulaire. L'examen histologique n'a pu être fait. L'auteur considère ce fait comme un exemple de kystes multiples nés aux dépens des glandes de la peau, sébacées ou plutôt sudoripares.

Il est probable qu'il faut rapporter à cette forme l'affection cutanée décrite par Perry, affection à développement fort lent, occupant les lèvres, le sillon nasogénien et la partie adjacente de la joue, la racine du nez, le front, le cuir chevelu et caractérisée par des groupes de papules pâles et incolores, laissant écouler par la pression après piqûre une petite quantité de liquide clair ? Au microscope, les glandes sébacées étaient indemnes, et les glomérules des glandes sudoripares extrêmement augmentés de volume.

Le contenu de ces kystes est ordinairement séreux ; sa composition est à peu de choses près celle de la sueur elle-même, avec des cellules épithéliales dégénérées et plus ou moins altérées. Cependant Dubreuilh et Auché citent le cas d'un homme de 76 ans présentant des kystes sudoripares à contenu purement graisseux. Les tumeurs

étaient abondantes, surtout aux aisselles. Leur paroi
était très mince, avec un revêtement épithélial formé de
deux ou trois rangées de cellules aplaties, mais non kérati-
nisées. Les auteurs ont trouvé tous les intermédiaires
depuis l'état normal jusqu'au kyste formé par la fusion
de toutes les anses dilatées d'un glomérule.

Il n'est pas étonnant que l'on ait publié peu de cas se
rapportant à cette forme disséminée des adénomes sudoripares : en effet, l'affection elle-même est très rare, le
diagnostic est difficile à faire, et les inconvénients déter-
minés par la présence de ces kystes ne sont ordinairement
pas suffisants pour amener le chirurgien à les enlever ;
et même lorsque ces tumeurs sont enlevées, l'examen
histologique n'est pas toujours fait. On comprendra ainsi
que nous n'ayons trouvé que peu d'observations de ce
genre.

Forme circonscrite. — Mais les kystes sudoripares
peuvent aussi se présenter sous la forme d'une tumeur
unique, globuleuse, et c'est précisément un cas de ce genre
qui a été l'occasion pour nous de faire ce travail sur les
tumeurs des glandes sudoripares.

Nous ne connaissons jusqu'à ce jour que le cas publié
par Verneuil, celui publié par Gambier et le nôtre : nous
allons les exposer.

OBSERVATIONS

—

Observation I

Verneuil. — Kystes multiples dus à la dilatation des glandes sudoripares. — *Mémoires de la Société de biologie*, 1853.

Un homme, de 4o ans environ, porte à la région supérieure du cou une tumeur du volume d'une grosse amande. Elle est située au-dessous et un peu en arrière de l'apophyse mastoïde, sur la face externe du muscle sterno-cléïdo-mastoïdien, plus haut et plus bas en arrière que le bord postérieur de la parotide. Peu mobile, quoique indépendante du squelette, cette tumeur est mollasse, sans fluctuation manifeste. Le toucher y reconnaît des bosselures, et elle offre la consistance de certaines productions vasculaires veineuses. La peau qui la recouvre est mobile et peut être soulevée en pli : elle n'offre, du reste, aucune altération de couleur ni de consistance, et on n'aperçoit à sa surface aucun pertuis. La tumeur n'est point réductible à la pression et ne présente pas de battements ; elle s'est développée lentement sans cause connue ; elle n'a jamais été douloureuse, mais elle s'accroît, et le malade désire en être débarrassé...

M. Follin procède à l'ablation... Les adhérences assez fortes de cette masse rendent l'énucléation impossible. On est obligé de disséquer toute sa circonférence, et le bistouri ouvre ainsi successivement plusieurs poches d'où s'échappe un liquide clair, ténu...

Je procède immédiatement à l'examen de cette production. Deux petits kystes étaient restés intacts au milieu de la masse ; à un faible grossissement, ils se présentent sous la forme de vésicules translucides munis d'une paroi bien distincte et assez épaisse. Une pression entre deux plaques de verre fait crever ces poches d'où s'écoule un liquide semblable à celui qui remplissait les poches plus volumineuses. Ce liquide, examiné à un grossissement de 5oo diamètres environ, renferme une grande quantité de cellules épithéliales libres ; ce sont des cellules d'épithélium pavimenteuses très bien conservées, à parois claires et munies d'un noyau bien caractéristique. On voit de plus nager un grand nombre d'épithéliums nucléaires pâles, réguliers, arrondis ou à peine polygonaux. Ces éléments sont mélangés d'une assez notable proportion de globules sanguins et de quelques rares corpuscules granuleux.

Indépendamment de ces éléments flottants, on voit : 1° des plaques plus ou moins étendues en forme de membranes et constituées, celles-ci, par des couches d'épithéliums nucléaires d'une parfaite régularité, rendues polygonales par la pression réciproque de leurs bords, et en tout semblables aux noyaux flottants décrits plus haut : ces épithéliums ne sont point stratifiés ; ils forment une couche unique ; 2° des plaques tout à fait semblables sont formées par des cellules complètes d'épithélium pavimenteuses à bords irréguliers par pression réciproque, mais qui pourraient également servir de type de cet élément anatomique ; ces cellules sont assez variables en volume, presque aucune d'elles n'atteint le diamètre des cellules pigmentaires, et elles ne présentent pas trace de granulations graisseuses...

Il s'agissait donc évidemment dans ce cas d'un kyste ayant pour point de départ une glande. Les nombreuses recherches que j'ai faites sur ce genre de lésions ne laissent dans mon esprit aucun doute ; mais cela n'est pas tout, et il faut déterminer le véritable point de départ. La dilatation kystique siège-t-elle dans quelques granulations écartées de la parotide ? Je ne le pense pas. D'abord, à cause du siège et de l'indépendance de la tumeur, puis par les caractères de l'épithélium nucléaire, qui diffère notablement de celui qui tapisse des culs-de-sac de la glande salivaire. Avons-nous affaire à une dilatation des follicules sébacées de la peau, mais la masse est bien évidemment sous le derme, elle est formée de plusieurs poches remplies d'un liquide aqueux entièrement dépourvu de graisse.

Par élimination, nous arrivons à une opinion qui est pour nous presque une certitude. Les glandes sudorifères de la peau sont le siège d'une dilatation kystique...

OBSERVATION II

Thèse de GAMBIER, 1878. — Contribution à l'étude des tumeurs
cutanées d'origine sudoripare.

Une femme, 45 ans, entrait à l'hospice de Poitiers le 12 avril 1875. Elle présentait une tumeur grosse comme une noix, située derrière la branche du maxillaire inférieur ; cette tumeur survint sans cause, la malade ne peut en préciser le début. La tumeur s'accrut lentement, occasionnant un peu de gêne, absolument indolente, un peu fluctuante, irrégulière, bosselée.

M. Jallet, chirurgien de l'hospice général, fit l'opération : une incision fut faite suivant l'axe de la tumeur, la peau disséquée avec soin ; en allant ainsi couches par couches, il arriva sur une surface membraneuse distendue par un liquide qui lui donnait une couleur bleu foncé ressemblant à une veine distendue par du sang.

Était-ce une tumeur vasculaire ? Mais elle ne présentait pas de battements isochrones au pouls ; les mouvements respiratoires n'influaient en rien sur son volume, le liquide n'était aucunement réductible. Ce diagnostic se trouvait donc éliminé. On essaya d'énucléer la tumeur, mais les adhérences nombreuses qu'elle contractait avec la peau rendirent cette opération impossible et le bistouri ouvrit plusieurs cavités renfermant un liquide qui fut recueilli pour être soumis à l'examen. La membrane

I.

d'enveloppe de ce kyste étant très adhérente, il fut impossible de la séparer complètement du derme ; la partie qui formait le fond de la tumeur fut enlevée très facilement. Ne voulant laisser aucune chance de récidive à ce kyste, on introduisit par la plaie une mèche de charpie pour déterminer la suppuration des portions restantes du sac ; un appareil très simple fut ensuite appliqué.

Le liquide examiné au microscope est clair, transparent, légèrement filant ; il renferme des cellules d'épithélium pavimenteux, les unes en plaques, les autres libres. On y voit de plus des noyaux libres et des globules sanguins.

Les parties solides examinées furent reconnues pour du tissu cellulaire, au milieu des éléments duquel on voit des tubes provenant des glandes sudoripares.

Observation Personnelle

La nommée Pauline C..., chapelière, âgée de 46 ans, entre à l'hôpital Saint-Joseph le 1er juillet 1899 pour une tumeur du pli de l'aine droite.

Comme antécédents héréditaires, nous ne trouvons rien de spécial se rapportant au sujet qui nous occupe. Son père et sa mère sont morts tous les deux de pneumonie, le premier à l'âge de 75 ans, la seconde à l'âge de 48 ans. Ses trois sœurs ont une bonne santé ; l'une d'elles a été opérée d'un fibrome utérin.

Mariée à l'âge de 23 ans, elle n'a qu'un enfant âgé de 19 ans, dont la santé est excellente.

Comme antécédents personnels, nous ne relevons que quelques indispositions, et, alors que la malade n'était âgée que de 18 mois, une chute qui détermine une luxation de la hanche gauche, luxation non réduite qui fait boiter la malade.

La malade nous raconte qu'il y a environ 13 ans, elle remarque la présence, dans le pli de l'aine droite, d'une petite tumeur pas plus grosse qu'une noisette, faisant légèrement saillie sur la peau, indolore, assez mobile, mais sans rouler sur le doigt, souple à la pression, et de même coloration que la peau. Un médecin consulté ordonne des frictions avec une pommade iodée ; mais, malgré ce traitement persévérant, la tumeur ne disparaît point ; elle reste à peu près stationnaire.

Environ six mois après, il se développe subitement au même endroit une tumeur de la grosseur d'une noix, souple elle aussi, faisant saillie sur la peau, mais non réductible à la pression et ne présentant pas de battements. La malade attribue la formation de cette tumeur à un effort assez violent qu'elle fit à ce moment-là. Le médecin appelé croit à une hernie ; il essaye la réduction par le taxis, mais en vain ; et il ordonne à la malade de porter un bandage, afin de comprimer cette grosseur.

La malade suit pendant quelques temps les conseils du médecin, mais les douleurs surviennent, intenses, déterminées par la pression de la pelote ; ce qui nécessite l'enlèvement du bandage, et la malade continue à vaquer à ses occupations.

Cet état dure une dizaine d'années ; le plus ordinairement, la malade ne souffre pas de sa tumeur ; à peine éprouve-t-elle un peu de gêne dans sa marche ; mais au moment des règles, il y a une tension douloureuse de toute la région, qui empêche tout travail.

Il y a deux ans environ, il se forme sur la partie superficielle de la tumeur une zone bleuâtre, grande comme une pièce d'argent de vingt centimes, dont les parois s'amincissent, et par laquelle la tumeur paraît plus souple et même fluctuante. Peu à peu, cette partie fait saillie au-dessus de la surface de la tumeur et bombe en forme de noisette. A certains moments, cette tumeur superficielle devient comme turgescente, et provoque des douleurs tellement intenses que la moindre pression· est impossible et que la malade ne peut pas même supporter le poids des couvertures quand elle est couchée. Puis une petite érosion paraît à la surface et il s'écoule par cet orifice un liquide

plus ou moins abondant, tantôt seulement aqueux, presque
incolore ou légèrement citrin, tantôt un peu rosé, comme
mélangé d'eau et de sang ; et ce dernier cas se présente surtout
au moment des époques ; mais le liquide n'est jamais blanchâtre,
lactescent. Par suite de l'écoulement du liquide, la tumeur
s'affaisse plus ou moins, la douleur disparaît au bout de quelques minutes, et les choses restent ainsi stationnaires jusqu'à ce
que le liquide se soit de nouveau accumulé dans la poche. Ordinairement, au bout de deux ou trois jours, la tumeur a repris
son volume ordinaire.

L'écoulement est très irrégulier : la poche se vide tantôt au
bout de 8 jours, tantôt au bout d'un mois et même davantage.
Au moment où nous voyons la malade, il y a trois mois qu'il
n'y a pas eu d'écoulement.

C'est de cette façon que se sont formées toutes les petites
saillies dont l'ensemble constitue la tumeur.

Dans le voisinage, il se formait de temps à autre des zones
étendues d'œdème, soit du côté de la vulve et de la grande
lèvre droite, soit dans toute la cuisse droite dont la circonférence arrivait quelquefois à mesurer sept centimètres de plus
que celle de la cuisse gauche. La marche était alors très pénible.

Les douleurs, que la malade éprouvait dans cette région, sur-
venaient quelquefois brusquement ; alors c'étaient des douleurs
intenses, occupant toute la cuisse droite, mais ne dépassant
jamais le genou. Souvent ces douleurs étaient suivies de déman-
geaisons intenses, et les compresses d'eau très chaude appli-
quées sur la cuisse étaient le seul moyen de les calmer.

Il y a dix-huit mois environ, la tumeur devint brusquement
rougeâtre, enflammée, avec douleurs lancinantes et sans autre
cause appréciable qu'un peu de surmenage ; la malade ne fit
aucun traitement local ; elle cessa simplement tout travail, et
l'état congestif disparut au bout de quelques jours.

Au moment où nous voyons la malade, voici ce que nous
constatons :

Dans le pli de l'aine droite, il existe une tumeur, adhérente à la peau, longue de 10 centimètres et large de 4 dans sa plus grande dimension, dont l'extrémité supérieure correspond à peu près à la partie moyenne de l'arcade fémorale, de forme assez irrégulière, composée de deux parties séparées par un sillon, l'une supérieure correspondant à l'abdomen et d'apparence kystique, l'autre inférieure correspondant à la cuisse et de consistance plutôt fibreuse.

La partie supérieure est formée de trois lobes échelonnés dans le sens de l'arcade fémorale.

Le lobe moyen, le plus gros des trois, est arrondi, nettement fluctuant, indolore comme toute la tumeur, et présentant par endroits une teinte bleuâtre, violacée. Il existe sur ce lobe comme une bosselure faisant légèrement saillie, à parois plus minces et à bords indurés. On dirait que le liquide intérieur presse contre la paroi et fait bomber la partie où la paroi est moins épaisse.

Le lobe supérieur a la forme de la moitié d'un ovoïde, à base dirigée du côté de la vulve et rattachée à la partie moyenne de la tumeur et à la région inguinale par une large surface d'implantation ; c'est une tumeur fluctuante avec quelques points indurés.

Le lobe inférieur forme un demi-ovoïde, à grosse extrémité dirigée en haut et à droite, de consistance très dure, de couleur rosée, et présentant une légère base d'implantation, soit sur la peau de la région, soit sur la base de la tumeur elle-même, de sorte qu'il est presque pédiculisé.

Au-dessous de ces trois lobes qui constituent la partie supérieure et la portion principale de la tumeur, nous avons la partie inférieure, qui semble n'être qu'une exagération des plis de la peau ; ces plis sont alors séparés par un sillon plus ou moins profond. Assez hypertrophiés dans leur partie moyenne ils diminuent insensiblement de hauteur à mesure qu'on se rapproche des extrémités ; ils présentent des scissures perpendiculaires à leur direction, ce qui leur donne un aspect dentelé. Leur consistance est très dure et leur coloration celle de la peau normale. A certains points on trouve de petites tumeurs, plus ou moins grosses, presque pédiculisées, très dures et de couleur rosée.

Entre les deux portions de la tumeur, on voit, quand on relève avec la main les lobes supérieurs, un sillon profond violacé, avec une petite végétation au milieu.

La tumeur paraît adhérer au pubis et à l'arcade fémorale ; mais en réalité, il n'en est rien. Cette apparence est due à ce fait que la tumeur envoie des prolongements assez profonds qui, sans présenter de connexions intimes avec les parties avoisinantes, lui assurent néanmoins une sorte d'immobilisation.

En palpant profondément l'abdomen au-dessus de l'arcade fémorale, on sent une petite masse indurée dont on ne peut guère déterminer la forme et les connexions, et qui, étant donnée sa situation, est prise pour un ou plusieurs ganglions iliaques. Mais en réalité c'est un prolongement profond de la tumeur qui s'avance de 3 centimètres environ sous l'arcade fémorale.

On sent de même une induration profonde dans toute la partie interne et inférieure de la tumeur du côté de la cuisse.

L'état général de la malade est excellent. Quoique d'apparence assez chétive, elle est rarement indisposée. Les bruits du cœur sont normaux, bien frappés ; pas de palpitations. Rien de spécial dans la poitrine : respiration régulière, murmure vésiculaire bien entendu partout, aucun symptôme de maladie aiguë ou chronique. Appétit excellent, un peu de lenteur dans la digestion, constipation assez prononcée. Dans les urines, ni sucre, ni albumine.

Opération. — L'opération a été faite le 10 juillet 1899, par M. le D^r Le Bec, c'est-à-dire dix jours après l'entrée de la maladie à l'hôpital. Dans ces dix jours, il n'y a pas eu d'écoulement de la tumeur, ni de douleurs plus prononcées.

Après avoir pris toutes les précautions antiseptiques nécessaires, on limite le champ opératoire au moyen de compresses. Le chirurgien fait sa ligne d'incision à deux centimètres et demi de la base de la tumeur. La dissection de cette surface d'im-

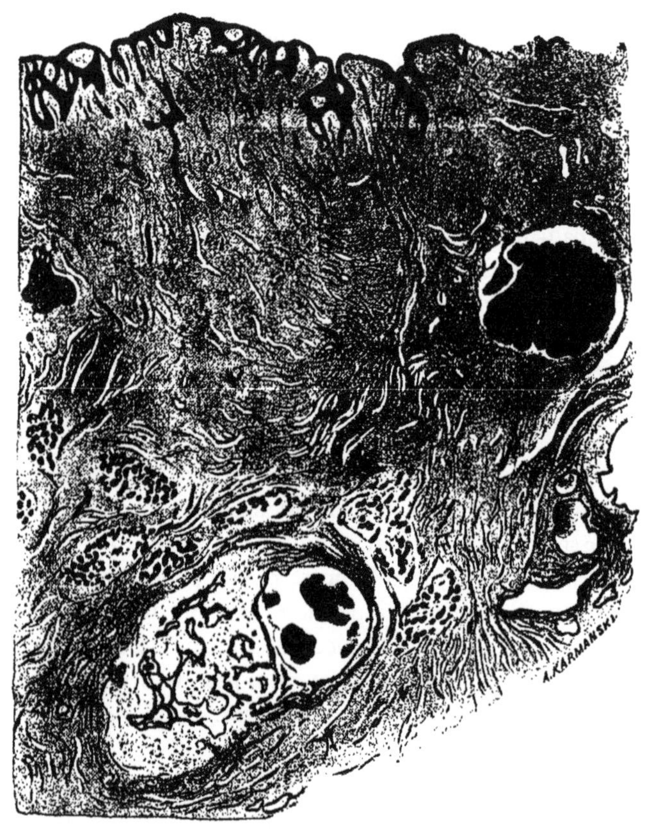

Fig. 1. — 15/1. Coupe d'ensemble montrant la dilatation progressive des glandes sudoripares au-dessous de glandes sébacées un peu hypertrophiées. Préparation de Meslay.

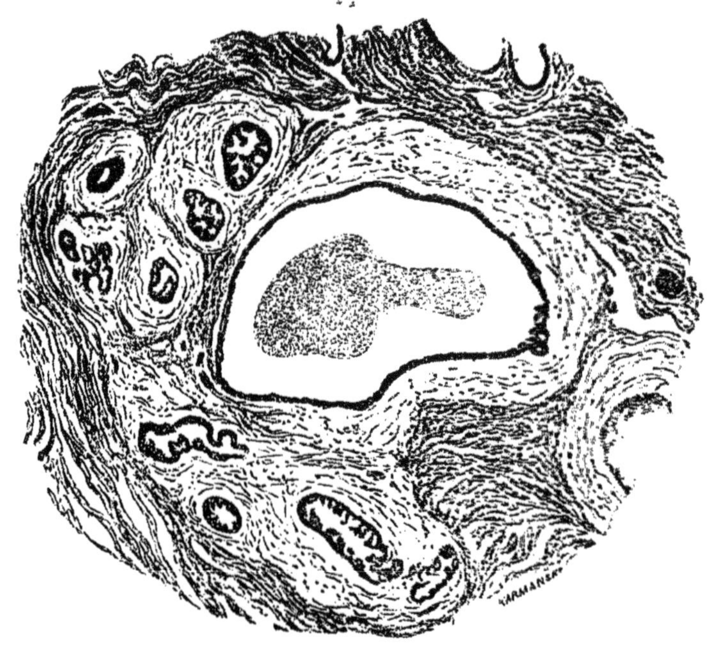

Fig. 2. — 1/55. Coupe d'une glande très dilatée avec son conduit excré-
teur en haut et à gauche. Préparation de Meslay.

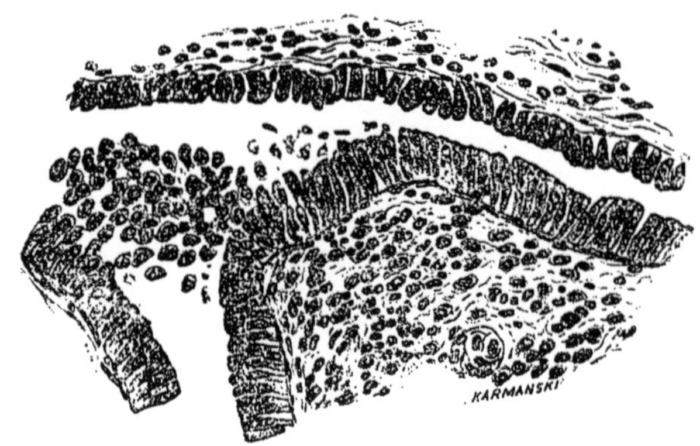

Fig. 3. — 1/250. Portion de kyste végétant avec son épithélium cylindrique et prolifération conjonctive de la paroi. Préparation de Meslay.

plantation de la tumeur est très longue et très difficile ; car il
y a des parties très adhérentes et, à certains endroits, il est
difficile de savoir où s'arrête la tumeur. Enfin la partie superficielle est enlevée ; mais la partie profonde est très enclavée,
elle s'avance même vers la veine fémorale où elle est immobile.
L'opérateur est obligé de pratiquer une double ligature et de
réséquer la veine ; ce qui permet de faire avec moins de danger
la dissection des parties profondes. En sectionnant les adhérences
du côté de l'abdomen, il s'échappe subitement un peu de liquide
séreux par une ouverture faite au bistouri ; on croit à une per-
foration de la vessie, mais le cathétérisme montre que l'organe
est intact. C'était une ouverture pratiquée dans le péritoine,
qui avait livré passage à une petite quantité de liquide ascitique.
On fait la suture du péritoine. Enfin toutes les parties de la
tumeur sont enlevées ; les vaisseaux sont liés. Comme la peau
de la région paraît très tiraillée par le rapprochement des bords
de la plaie, on fait de l'autoplastie. Crins de Florence, deux
gros drains. — Pansement.

Le pansement est fait tous les jours suivants ; l'écoulement
est très abondant, et on remarque que les compresses sont
teintées de rouge vermeil à certains endroits.

Le 20 juillet, on enlève les drains et les fils.

Le 1er août, il reste encore une petite cavité profonde de
1 centimètre et demi, du diamètre d'une pièce de 1 franc, dont
les parois sont bourgeonnantes. On met un peu d'onguent styrax
pour activer le bourgeonnement et la cicatrisation.

La malade ne se ressent nullement de la résection de la veine
fémorale ; aucun œdème n'apparaît après l'opération, ce qui
indique bien que la circulation veineuse du membre était par-
faitement rétablie par les nombreuses veines superficielles ainsi
que par les collatérales profondes.

Cependant, à la fin du mois de septembre, il se produit un
œdème très prononcé de tout le membre inférieur droit, œdème
qui augmente lorsque la malade marche. A notre avis, il n'a
rien à voir avec la résection de la veine fémorale ; il est plutôt

dû, croyons-nous, à la rétraction cicatricielle de la plaie qui comprime assez fortement les vaisseaux du pli de l'aine.

Au moment où nous faisons notre travail, la malade est complètement guérie ; pas de récidive de la tumeur. Il reste seulement un peu d'œdème du membre inférieur droit, quand la malade se fatigue trop.

Étude macroscopique de la tumeur. — Le lobe moyen de la tumeur supérieure a été perforé ; il s'échappe un liquide séreux dont on n'a pas pu faire l'analyse. On pratique une coupe par le milieu, et on remarque que la paroi est dure, dermique, d'épaisseur variable, tapissée par une membrane peu adhérente qui se plisse quand on comprime un morceau de la paroi. Ce lobe nous présente deux cavités ; l'une correspondant à la partie moyenne de la tumeur, avec des anfractuosités, des replis de la paroi interne, et l'autre correspondant à la bosselure abdominale dont la paroi cutanée est très mince. La section ayant intéressé la paroi séparant les deux poches, nous ne savons pas si elle communiquaient entre elles.

Le lobe inférieur est tout entier constitué par un tissu fibreux très dur ; à peine voit-on au centre de la coupe une légère dépression faisant partie de la grande cavité du lobe moyen.

Le lobe supérieur est tout entier constitué par un kyste à parois très minces.

Dans la portion inférieure de la tumeur, on rencontre la même disposition ; seulement les kystes sont beaucoup plus petits, moins nombreux, et à parois fibreuses plus épaisses.

L'ensemble de la tumeur est supporté par une masse plus dure, toujours fibreuse, dans laquelle on ne rencontre presque plus de kystes.

Examen microscopique. — La pièce a été fixée par l'alcool au 1/3, puis à 90° et les morceaux choisis en des points très différents de la tumeur ont été inclus dans la celloïdine ou la paraffine, pour être coupés soit au microtome de Yung, soit à celui de Dumaige ; la coloration a été faite à l'hématoxyline-éosine ou au picro-carmin de Orth ; montage au baume. L'examen des coupes a été fait soit à un faible grossissement oculaire 2 et objectif 2 et 4 de Dumaige, soit à un fort grossissement 6 de Dumaige et 8 de Vérick.

1re *coupe*. — Elle comprend une portion prise à la superficie de la tumeur (peau et tissus sous-jacents) ; au faible grossissement on voit qu'elle est bordée par le revêtement épidermique normal, au-dessous duquel se dessine le derme fibreux et manifestement enflammé, car on y voit des traînées ou des amas de cellules leucocytiques autour de vaisseaux embryonnaires. Dans cette partie superficielle se voient également deux ou trois follicules pileux avec des glandes sébacées normales, bien développées. Au-dessous de ce derme le reste de la coupe est occupé par du tissu fibreux, franchement coloré en rouge par l'éosine, fasciculé, avec de nombreux vaisseaux dont les uns ont une paroi musculaire et dont la plupart sont réduits à une paroi embryonnaire : beaucoup de ces derniers se montrent entourés d'îlots plus ou moins étendus de cellules embryonnaires. Par places, ce tissu fibreux fasciculé qui constitue évidemment le substratum de la pièce se dissocie en fibrilles ténues, écartées les unes des autres, et, en ces points, la coupe, avec ces fibrilles dénouées et ces cellules variables (allongées, rondes ou polygonales) a bien l'aspect décrit dans les fibromes mous ou infiltrés. En d'autres points de ce tissu de soutènement, les fibrilles se condensent les unes auprès des autres, et, en ces points, les noyaux très allongés, flexueux, parallèlement disposés, démontrent la présence de fibres musculaires lisses en faisceaux épars au milieu du tissu fibreux. Ajoutons enfin la présence de petits îlots de cellules adipeuses au milieu de cette fibrose.

Ce qui fait la caractéristique de la coupe, c'est le développement anormal des glandes sudoripares. Celles-ci commencent à apparaître au-dessous du derme, à quelque distance des glandes sébacées, normale en ces points. Elles se montrent avec leur aspect à peu près normals, sous forme de lobules cerclés d'une gangue fibreuse qui s'infiltre dans l'intervalle de la section des tubes sous la forme de tissu fibreux dissocié, avec des vaisseaux sanguins réduits à une membrane embryonnaire. La section des tubes présente un aspect à peu près normal : ronde, oblongue ou en *s* suivant les hasards de la coupe. La paroi de chaque tube est tapissée par un épithélium à cellules cylindriques, régulièrement disposées : la lumière de ces glandes est déjà un peu plus large qu'à l'état normal : on croirait avoir affaire à la couche de glandes spéciales que l'on rencontre dans l'aisselle.

Si on déplace la coupe vers la profondeur, on voit immédiatement commencer le développement kystique de ces glandes. Dans un îlot d'apparence lobulaire les coupes de tubes sont moins nombreuses au milieu du tissu fibreux dissocié et légèrement enflammé ; on dirait que plusieurs tubes sont devenus coalescents. La section de ces petites formations kystiques est ordinairement très régulière, ronde ou ovalaire ; quelques-unes cependant ont une forme un peu moins simple et présentent des bords policycliques. La lumière est occupée par une substance d'apparence mucoïde qui se colore simplement par l'éosine, avec quelques noyaux épars, sauf près des bords où se voient quelques cellules desquamées de forme polygonale ou ronde. La paroi de ces kystes est toujours tapissée du même épithélium cylindrique absolument semblable à celui des glandes sudoripares normales. Ces détails se voient particulièrement bien sur les coupes à la paraffine avec le plus fort grossissement.

Plus on s'enfonce dans la profondeur de la coupe et plus on voit se dessiner cette dilatation kystique progressive, de sorte que, sur cette seule préparation, il est possible de suivre tous les degrés depuis la glande sudoripare normale jusqu'aux dilatations les plus volumineuses de cette coupe dont la lumière se voit à l'œil nu et peut atteindre jusqu'à un millimètre et demi de diamètre. La plupart de ces dilatations, comme nous l'avons dit, ont une forme régulière, arrondie, mais on en voit d'autres dont les parois fibreuses toujours revêtues du même épithélium cylindrique poussent de gros prolongements déchiquetés, papillaires, jamais bien fins, de sorte que la comparaison qui vient à l'esprit est absolument la coupe d'un kyste lacunaire d'un fibrome végétant du sein.

Deuxième coupe. — Sur une coupe prise également sous la peau, non plus au centre mais à la périphérie de la tumeur, cette disposition plus ou moins dentelée de la paroi se voit très bien et, en plus, il est à noter que sur cette coupe, le tissu fibreux qui constitue les grosses papilles de ces kystes est infiltré à l'extrême de cellules embryonnaires ou allongées ; il se fait là, au niveau de ces kystes dentelés, une prolifération cellulaire qu'on ne rencontre en aucun autre point des coupes ; d'ailleurs, en parcourant ces deux séries de préparations, il est impossible de découvrir une végétation excentrique de l'épithélium de revêtement ; celui-ci reste toujours bien nettement limité à une seule couche de cellules cylindriques à noyaux bien visibles.

Troisième coupe. — Sur cette coupe prise en un point intermédiaire, mais toujours à la périphérie, on retrouve une disposition tout à fait analogue, à savoir : épiderme, derme fibreux et infiltré, glandes sébacées normales, et glandes sudoripares progressivement dilatées jusqu'à la formation de gros kystes. Cette coupe présente en un point un kyste rempli d'une substance colorée en rose par l'éosine avec quelques noyaux épars dont la surface est à peu près de la largeur d'une lentille. L'épithélium de bordure de ce gros kyste est comme aplati par le contenu et présente une bordure de noyaux beaucoup moins élevés que sur les kystes vides.

Quatrième coupe. — Cette coupe, prise à la partie profonde de la tumeur, porte sur un point où le processus est en pleine activité : on y voit un tissu fibreux adulte avec quelques îlots de cellules adipeuses, puis des dilatations kystiques de volume absolument variable. Ce qu'on remarque surtout, c'est la pré-

sence d'une végétation cellulaire très intense autour de tous ces
kystes ; il se fait là de gros amas de cellules polygonales ou
allongées, tassées les unes contre les autres, qui montrent une
végétation très active du tissu conjonctif.

Cinquième coupe. — Cette coupe porte sur une saillie
mamelonnée, formant excroissance à la surface de la tumeur
et renfermant quatre petits kystes en son centre. On y voit la
bordure cutanée, puis tout le reste de la coupe est occupé par
un tissu fibreux extrêmement dense au milieu duquel on dis-
tingue des vaisseaux à paroi peu épaisse, entourés de cellules
embryonnaires ; puis on y voit la coupe des kystes dont deux
sont vides tandis que, dans le troisième, il s'est fait une hémor-
ragie : la lumière en est occupée par des globules rouges.
L'épithélium de revêtement de ces kystes est représenté par une
bordure de noyaux cubiques sur une rangée double ou triple.

Sixième coupe. — Cette coupe porte sur la paroi de deux
larges kystes qui faisaient saillie à la surface de la tumeur ; la
plus volumineuse de ces poches présente un centimètre et demi
de diamètre ; la plus petite a la largeur d'une lentille. Sur cette
coupe, on voit toujours les mêmes lésions. Le long de la
lumière du kyste se dessine une bordure de cellules cubiques ou
plus ou moins aplaties comme si l'épithélium ordinaire avait
été repoussé excentriquement et diminué de hauteur par le
contenu.

Septième coupe. — C'est la coupe d'un petit appendice
superficiel de la tumeur, de forme oblongue ; elle ne présente
rien de particulier.

En résumé, les différentes coupes que nous avons examinées
nous permettent de conclure. Au-dessous de la peau dont les
éléments sont normaux, à part une légère inflammation dans
les glandes sébacées, et ne présentent rien de particulier, on
voit tout d'abord des glandes sudoripares bien nettes, plus
nombreuses, que ne comporte l'histologie de la région, avec
une lumière un peu élargie ; on dirait, comme nous l'avons
exprimé plus haut, la couche des glandes sudoripares spéciales

à l'aisselle ; puis au fur et à mesure qu'on s'enfonce dans la profondeur de la tumeur, on voit ces glandes s'élargir en cavités kystiques présentant toujours le même épithélium, kystes dont la forme reste ronde ou ovoïde pour les plus petits tandis que d'autres plus larges, plus longs, prennent absolument l'aspect déchiqueté que l'on rencontre dans les kystes lacunaires végétants de la mamelle. Sur aucun point de nos coupes nous n'avons vu les cellules épithéliales de revêtement proliférer excentriquement ; par contre, autour des grands kystes déchiquetés le tissu fibreux présente une multiplication cellulaire qui marque une activité conjonctive toute spéciale. Tel est le processus actif qui s'observe dans les portions d'envahissement, c'est-à-dire de profondeur de la tumeur. A la périphérie, au contraire, au niveau des mamelons kystiques superficiels, il se fait un processus de fibrose régressive absolument inverse : on ne trouve plus que du tissu fibreux tout à fait adulte sans aucune végétation cellulaire.

De tout ce qui précède, on peut conclure au diagnostic histologique : cysto-adénome ou fibro-adénome végétant développé aux dépens des glandes sudoripares.

Ces différentes observations des adénomes kystiques des glandes sudoripares, forme disséminée et forme circonscrite, nous montrent qu'il n'y a pas seulement alors rétention de liquide par suite d'un obstacle opposé à la libre circulation de la sueur à l'intérieur des tubes glandulaires, mais qu'il y a en même temps un travail de prolifération épithéliale et conjonctive, de sorte que la tumeur qui semblait être au début une tumeur simple, devient une tumeur composée d'éléments épithéliaux et conjonctifs, avec formations kystiques.

Si nous ne plaçons pas cette catégorie de tumeurs, soit dans les tumeurs épithéliales, soit dans les tumeurs conjonctives, et si nous en faisons une classe à part, c'est que l'élément kyste domine toute la scène.

BIBLIOGRAPHIE

L. Bernard. — Du syringo-cystadénome. *Thèse*, Paris, 1897.

Chambard. — *Annales de dermatologie et de syphiligraphie*, 1880, p. 727.

Chandelux. — Des tubercules sous-cutanés douloureux. *Archives de physiologie*, tome XIV, 1882.

Chenantais. — Epithélioma calcifié. *Thèse*, 1881, n° 388.

Christot. — *Gazette hebdomadaire*, 1866, p. 310.

A. Colin. — Étude sur les tumeurs d'origine sudoripare. *Thèse*, Paris, 1900 (Carré et Naud, éditeurs).

Cornil. — *Journal de l'anatomie*, 1865, p. 256 et 476.

Cornil et Ranvier. — *Journal de l'anatomie*, 1866, p. 271.
— *Manuel d'histologie pathologique*, 2e édition.

Darier. — *Archives de médecine expérimentale et d'anatomie pathologique*, 1er mars 1889.

Demouchy. — De l'épithéliome pavimenteux. *Thèse*, Paris, 1887. Dictionnaire Dechambre.

Domec. — Contribution à l'étude clinique des polyadénomes sudoripares à forme maligne. *Gazette hebdomadaire*, n° 37, 1880.

Duval Mathias. — *Précis d'histologie*.

Fabre-Domergue. — Les cancers épithéliaux, 1898.

Furher. — *Deutsche Klinik*, 1851.

GAMBIER. — Contribution à l'étude des tumeurs cutanées d'origine sudoripare. *Thèse*, Paris, 1878.

HÉNOCQUE et SOUCHON. — *Gazette hebdomadaire*, 1866.

HEURTEAUX. — *Journal médical de l'Ouest*, 1885.

JACQUET et DARIER. — *Annales de dermatologie et de syphiligraphie*, 1887 : Hydradénomes éruptifs.

JOURDAN. — De l'adénome sudoripare. *Thèse*, Paris, 1872.

LIÉNEAUX. — *Annales de médecine vétérinaire*, avril 1898.

MALHERBE. — Epithélioma calcifié. *Archives générales de médecine*, 1885.

MOLINIER. — *Bulletin de la Société anatomique*, 1866.

OVION. — *Revue mensuelle de médecine et de chirurgie*, janvier 1879.

PILLIET. — *Bulletin de la Société anatomique*, mai 1898.

RIGAUD. — De l'épithéliome disséminé. *Thèse*, Paris, 1878.

THIERSCH. — Das Epithelialkrebs. Leipsik, 1865.

Traité de chirurgie de Le Dentu et Delbet.

WALDEYER. — *Archives de Virchow*, 1867 et 1872.

VERNEUIL. — *Société de biologie*, 1854. *Bulletin de la Société anatomique*, 1857. *Gazette hebdomadaire*, 1857. *Gazette médicale de Paris*, 1885.

CHARTRES. — IMPRIMERIE DURAND, RUE FULBERT.

9 782019 665326